14歳からの瞑想「超」入門

風と太陽と月のエネルギーを
体いっぱいに感じる13の瞑想法

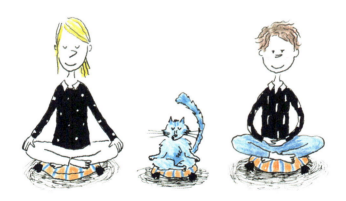

J'ai rendez-vous
avec le vent, le soleil et la lune.

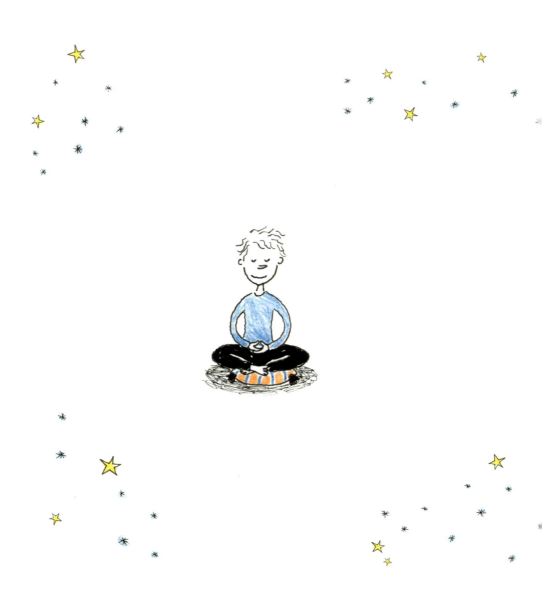

瞑想は、わたしたちの人生を
より豊かに生き生きと輝かせます。

好奇心と遊び心にあふれたすべての子どもと大人へ。

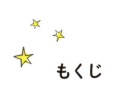

もくじ

1 瞑想の基礎知識 ……………………………………………………………………… 7
そもそも、「瞑想」って何？　だれが考えたの？ ……………………………… 8
ブッダによる「瞑想」の誕生 …………………………………………………… 10
瞑想は自分自身の「なか」を楽しく探検する心のトレーニング ……………… 12
瞑想は感覚をそのまま受け入れる ……………………………………………… 14
瞑想と脳の関係 …………………………………………………………………… 16
瞑想を始めるために必要なもの ………………………………………………… 18
動かない、動く、すわる、立つ、瞑想の4つのタイプ ………………………… 20
庭の桜の木の瞑想 ………………………………………………………………… 22

2 すわる瞑想 …………………………………………………………………………… 27
風の瞑想 …………………………………………………………………………… 28
太陽と月の瞑想 …………………………………………………………………… 32
石の瞑想 …………………………………………………………………………… 36
レモンピールの瞑想 ……………………………………………………………… 40
column 1　瞑想に成功も失敗もない ………………………………………… 44

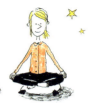

3 動く瞑想 ………………………………………………… 47
  綱渡りの瞑想 ………………………………………………… 48
  時計の瞑想 …………………………………………………… 52
  フラミンゴの瞑想 …………………………………………… 56
  「オー」の瞑想 ……………………………………………… 60
  column 2 瞑想に教訓はない ……………………………… 64

4 自然のサイクルの瞑想 ……………………………… 67
  天候の瞑想 …………………………………………………… 68
  一日の終わりの瞑想 ………………………………………… 72
  宇宙の波紋の瞑想 …………………………………………… 76
  庭の桜の木の瞑想（ロングバージョン）………………… 80
  column 3 物事は「ただ存在する」……………………… 84

まとめ&付録 …………………………………………………… 87
  瞑想をただ楽しむ …………………………………………… 88
  質問と回答 …………………………………………………… 90
  瞑想一覧表（時間帯別）…………………………………… 92

J'ai rendez-vous avec le vent, le soleil et la lune.
Méditations pour les 7-12 ans - avec 6 ateliers audios
by Johanne Bernard, Laurent Dupeyrat, Alice Gilles

© 2016 Editions de La Martinière, une marque de la société EDLM.
Japanese translation rights arranged with EDLM
through JAPAN UNI Agency, Inc

1
瞑想の基礎知識

全月も弥天も、草の露にもやどり、
一滴の水にもやどる。
― 禅の公案 ―

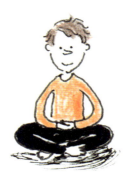

La lune et le ciel tout entiers
sont à l'aise dans une goutte de rosée.
Koan zen

そもそも、「瞑想」ってなに？
だれが考えたの？

「瞑想」にどんなイメージを持っていますか？
アップル創業者の故・スティーブ・ジョブズやマイクロソフトのビル・ゲイツなどの実業家、マドンナなどのセレブ、イチローなどのスポーツ選手が、熱心に取り組んでいることでも話題になっています。ヨガのレッスンなどで体験した人もいるでしょう。

じつは、広い意味での「瞑想」の起源はよくわかっていません。あまりに古くからあるからです。人間の起源までさかのぼるという説もあります。インドで瞑想について語られた最初の文書（ヴェーダ）を起源とするのであれば、瞑想は少なくとも3500年前からあるといえます。「ヴェーダ」はサンスクリット語（古代インドの言語）で書かれた聖典で、「知識」という意味です。

ひとことで「瞑想」と言っても、さまざまな形があります。精神の集中、黙想、音と手法の反復、ダンス……これらも、広い意味では「瞑想」であり、ほぼすべての文化や伝統のなかに見ることができるのです。
本書で紹介する「瞑想」の型は、約2600年前にアジアで、ブッダによって広められたものです。ブッダは、生涯を通じてその教えを広めました。

伝統的な瞑想は、何人かが集まって集団でおこなわれていました。寺や修道院で僧侶や神父、シスターがおこなうように。いっぽう、俗世間からできるだけ離れ、森や洞窟のなか、山中でひとり瞑想の修行をする人もいました。修道者あるいは世捨て人と呼ばれる人びとです。

そのなかには、キリスト教の修道者のように、変わった修行をする者もいました。たとえば、「柱頭行者」と呼ばれる修行者たちは、十数メートルもある石柱の上で生活しながら修行し、死ぬまで地面に降りてきませんでした。

今でも、ヒマラヤ山脈の森の奥深く、あるいはインドの聖なるガンジス河の平野で人里離れて修業をおこなうヨガの行者が数多くいます。

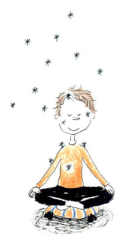

でも、みなさんには洞窟も寺院も必要ありません。クッションひとつあれば十分です。ひとりでも、集団でも、どちらもできるのです！

ブッダによる「瞑想」の誕生

現在広く一般に普及しており、本書でも紹介する「瞑想」は仏教の教えに基づいています。「ブッダ」の教えから広まり、宗教的でもあり哲学的でもあります。ブッダとは「目覚めし者」という意味ですが、ブッダは生まれたときから「目覚めし者」だったわけではありません。

紀元前6世紀、のちの「ブッダ」となるゴータマ・シッダールタが誕生します。ネパールとの国境に近いインド北部の小さな王国の王子でした。王子の宿命として、シッダールタは父シュッドーダナ王の跡を継ぐことになっていました。宮殿で大切に守られ、外の世界の貧困や苦しみを知らないまま育ちます。
30歳になって初めて、父に内緒で宮殿の外に出たシッダールタは、そこで突然、老いと病と死の存在を目の当たりにするのです。王子は大きな衝撃を受けました。どうしてこのような苦しみが存在しうるのだろうか？
この疑問の答えをどうしても見つけ出したくて、妻子を宮殿に残し、ひとり森に入り、自分自身と世の中のことを考えようとしました。苦悩の根源を見つけ、どのようにしたら苦悩に終止符を打つことができるのか、探りたいと思ったのです。
6年以上の歳月の間、あらゆることから離れ、ほとんど食事をとらずに森で生活しました。自らの心の状態を観察し、心がどのように機能するのか、理解しようとしました。なぜ自分は考えるのか？　なぜ感覚を持ち感情を抱くのか？　なぜ幸せだったり、不幸せだったりするのか？

数年にわたり黙想を重ねた結果、ついに悟りを開きました。しかし、それはシッダールタの疑問のすべてに答えうるものではありませんでした。
それで、シッダールタは森を出ることを決意し、菩提樹という木の下にすわり、苦悩の真の根源を見つけない限り、この場から立ち上がらないと誓いを立てたのです。

ついに、シッダールタは真の悟りを開きました。すべての物事の真の自然を見出したのです。この瞬間から、王子はブッダすなわち「目覚めし者」になったのでした。その後、ブッダは自らが瞑想によって見出したこと、つまり、苦悩の終わりという目覚めに至る道を教えることに一生を捧げたのです。そして80歳でこの世を去りました。

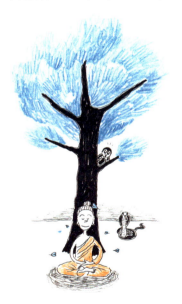

ブッダが悟りを開いた菩提樹は、インドの北部ブッダガヤにあり、現在でも仏教徒に崇拝されています。高さ30メートルの菩提樹の葉は、ハートの形をしており、巡礼者たちはそれを大切に持ち帰ります。

瞑想は自分自身の「なか」を
楽しく探検する心のトレーニング

瞑想は、心のトレーニング。心と身体のメカニズムを観察する方法を教えてくれます。自分自身の「なか」で何が起こっているのかを楽しみながら探検していきます。

身体と心で起きていることをただ眺める
瞑想で観察するのは、私たちを駆りたてるものすべてです。思考、感情、感覚……。空を通り過ぎていく雲を漫然と眺めるように、それらをただ観察するトレーニングをしましょう。

感覚が心地いいか悪いかはどうでもよいこと。内心、喜びや苦しみを感じたり、外界ではたとえば熱い火、さわやかな風を肌で感じたりします。それらを単純に次のように感じてください。「熱い」「冷たい」「楽しい」「悲しい」。自分のなかにわき上がる感覚や感情を眺め、観察します。すると、空に風船が舞い上がっていくように、それらはどこかに飛んでいきます。

注意力と集中力が養われる
観察には、注意力と集中力の2つの力が必要です。

注意力によって、何に対しても敏感になり、かつただあるがままに観察できるようになります。最初は、注意力は数秒しか続きません。慣れてくれば、もっと長く、ときには数時間も、ほかのことに邪魔されずに観察していられるようになります。

仏教の伝統では、注意を払いながら自然に集中している状態を「精神的な静寂」と呼びます。
瞑想では、さまざまなものに集中します。呼吸、身体の姿勢、音……。エクササイズを繰り返すことによって、集中しながらも徐々にリラックスできるようになります。自然に、自身のなかで起こることに対して敏感になっていき、何気なくできるようになります。自然に続く注意力とはすなわち、集中力のことです。
つまり、しなければならないことを考える必要がなくなり、ひとりでにできるようになるのです！　人生が単純化されるので、もう何が起ころうと平気です。自分のしていることにしっかりと向きあい、同時に多くのことができるようになります！

毎日の習慣化が大事
バイオリニストの演奏がだんだん上手になるように、あるいは、スポーツ選手がトレーニングを積めば積むほど上達するように、瞑想を重ねればそれだけ、努力せずに楽に注意し集中できるようになります。
注意力と集中力を高めれば、意欲的になり、生き生きとして余裕ができます。

瞑想は感覚を
そのまま受け入れる

感覚をただ眺めれば、感情に支配されない

よい知らせ、あるいは悪い知らせを受け取ったとき、あるいは、いつもと違う状況に陥ったとき、私たちはそれによって抱く感情に支配されます。たとえば、恐怖心、喜び、怒り、悲しみなど。
でも、起こった事実だけをよく眺めてみれば、感情を抱く前に、何かほかの状態が現れていたことに気がつきます。まず、身体的な感覚が生じ(喉の締めつけ、腹の調子が悪い、足の震えなど)それから考えが浮かびます(「あれ、喉が締めつけられる」「ああ、お腹が痛いな」「立っていられない」)。そのあとでやっと、感情を抱くのです(「ああ、怖い」「まったく腹が立つ」「悲しい」)。

ゆえに「感情」は「感覚」プラス「感覚に対する思い」の結果なのです。感情はそれ自体では存在しません。瞑想では、注意力を高め、感覚そのものを認識することによって、最初から感情が起こるプロセスを止めることができます。
感覚をただ受け止めれば、感情がコントロールできなくなることはありません。たとえば、大きなクモにばったり出くわしたとしても、身体全体が縮み上がったことを、「あら、わたしの身体が縮み上がっているわ」と思うだけです。でも、そこでおしまい！　「怖い」という考えを抱かずに、また悠然と自分の道を進んでいきます。クモもまた先に進んでいくのです。

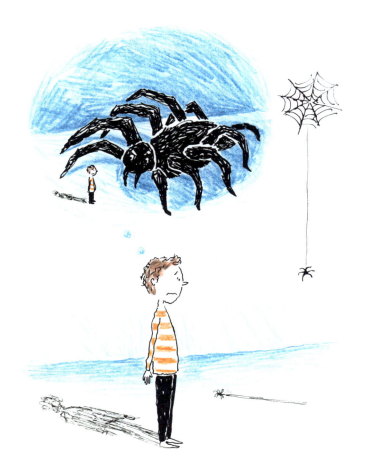

瞑想と脳の関係

瞑想はしばしば、身体を動かさず、何もしない活動だと思われています。でも実際はまったく逆なのです。外見は何もしていないように見えたとしても、体内では、脳が活発に働いています！

研究者はこの仮説に強い関心を寄せ、科学的な用具を用いて、瞑想中の人の脳の活動を調べました（頭部に電極をつなぎ、MRIで検査をしたのです）。その結果、瞑想中は脳が活発に活動していることがわかりました。脳の部位の結び付きが活発になり、さらに驚いたことに、エクササイズを重ねていくうちに、脳のいくつかの領域が増大していったのです。瞑想によって刺激を与えられた脳の領域の筋肉が鍛えられているのです。

そのほかにも、瞑想には身体に有益な効能が数多くあると研究者たちは述べています。細胞の老化がスローダウンする、ストレスの軽減、病気予防のための免疫力アップ、心臓の強化などの効果です。

では、これを知ることで、何が変わるでしょうか？実践とエクササイズに関しては、さして変わることはありません。

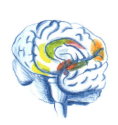

瞑想によって活発化した脳の領域

瞑想は、瞑想すること自体に意味があり、それだけで十分だと強調させてください。でも、健康の領域では、幅広い範囲の研究が始まっています。たとえば病院で、患者の痛みをコントロールするために、医師が瞑想を利用しています。この分野の研究は、まだスタートしたばかりです。

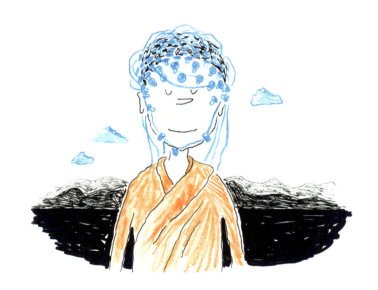

瞑想を始めるために
必要なもの

静かな場所で

上手に瞑想するには、まずは静かな場所を見つける必要があります。瞑想の間、おしゃべりは禁物！

瞑想は屋内でも屋外でもできます。屋内なら、家やマンションで。寝室など、ひとりになれる部屋がよいでしょう。屋外なら、たとえば、家の庭、マンションのベランダ、騒がしくない公園。瞑想を始めるときには、できるだけリラックスした状態でおこなえるように、暑くもなく、寒くもないことが大切です。

平均5分程度

瞑想の時間は、種類によってさまざまですが、最初は平均5分程度です。エクササイズに慣れて、繰り返し実践するようになったら、10〜15分に伸ばしてもよいでしょう。重要なことは、時間の長さではなく、実践の内容にきちんと向きあうかどうかです。

あったら便利なものリスト

瞑想するときに必要なグッズは何もありません。でも、瞑想を始めやすくするために、あったほうが便利なものをご紹介しましょう。

クッション
床にすわるときにお尻が痛くないように。

ペットボトルの水
エクササイズを終えたときの水分補給に。

ストップウォッチ
瞑想のさまざまなステップの終わりに鳴るように、時間をセットします。そうすれば、エクササイズの残り時間を気にする必要がなくなります。

猫などのペット
瞑想の最中に隣でおとなしくしていられるペット、瞑想が楽しくてはしゃぐことのないペットのみOKです！　集中することが優先事項。

膝掛け、小さな毛布
部屋が寒いとき、長い時間すわって瞑想をするときに便利。

動かない、動く、すわる、立つ、瞑想の4つのタイプ

瞑想には、動かない瞑想と動く瞑想、そしてすわる瞑想と立つ瞑想があります。どれも原則は同じで、注意力と集中力が大切です。
動かない瞑想では、一点に焦点を絞ってじっと集中するトレーニングをします。
動く瞑想では、さらにダイナミックな方法で、集中するトレーニングをします。
すわる瞑想も立つ瞑想も同じぐらい重要だと言われています。

すわる瞑想も立つ瞑想も姿勢をとる前に、まず靴を脱ぎましょう。視線は、目の前の床にそそぎ、瞑想の間はずっと視線を動かさず、呼吸は自然に。

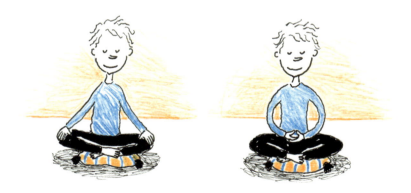

すわる瞑想の姿勢

床の上、あるいはお尻が痛くならないようにクッションの上であぐらを組みます。背筋をぴんと伸ばし、頭はうつむき加減で、口は閉じます。瞑想のタイプによって、手の位置は以下の通りです。

立つ瞑想の姿勢

立っておこなう場合は、両足をぴったりとくっつけます。背筋をぴんと伸ばして、頭はすわったときと同じ、ややうつむき加減。瞑想のタイプに応じて、手の位置は以下の通りです。

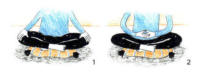

- 手のひらを下にして、膝の上におく。(1)
- 右手の甲の上に左手の手のひらを重ねて、あぐらの真ん中に平らにおく。(2)

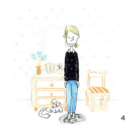

- 身体の側面にそって手を下ろし、手のひらは尻にあてる。(4)

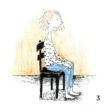

- 床の上であぐらをかくのが難しい人は、椅子に腰かけたままでもかまいません。両足は少し開いて、かかとを床につけます。それ以外(手の位置、姿勢、視線)は、あぐらの場合と同じです。(3)

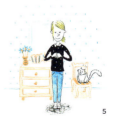

- 胸の高さで、右手を下に向けて、左手の親指をつつみこむ。(5)

庭の桜の木の瞑想
すべての瞑想の基本

気持ちを落ち着かせる基本の瞑想

水の入った瓶に砂をいっぱい入れて揺らしたときのように、私たちの心はしばしば思考と感情にかき乱されます。そうしたら、集中できませんよね？　瓶の底に砂をゆっくりと沈殿させていけば、水は透明になります。
これと同じように、まずはすわることから始めましょう。そうすれば、心のなかがもっとくっきりと見えるようになります。庭の桜の木の瞑想は、気持ちを落ち着かせる基本の瞑想です。すわる瞑想でも動く瞑想でも、まずはこの庭の桜の木の瞑想から入ります。

いつやる？
すわる瞑想あるいは動く瞑想の前におこなう。
時間帯はいつでもOK。

どのくらいの時間？
1分間。

週に何回やる？
瞑想のエクササイズをするたびにおこなう。
何回でもかまわない。

頭がスッキリし、身体はしっかりした感覚に

庭の桜の木の瞑想によって、頭が軽くなり、身体がしっかり地についている感覚が得られます。

どの瞑想を始めるときにも最初にこの瞑想をおこなってください。あらゆる瞑想をよい状態で始めることができます。

瞑想以外のことを始める前に自分の気持ちや身体を整えることもできます。たとえば、勉強の前にすると、集中して課題に取り組めますし、マラソンの前にすると、走る準備が整います。

庭の桜の木の瞑想
エクササイズ

1. しっかり腰を落ち着けてすわる

何よりも大切なことは、しっかりと腰を落ち着けること。床であぐらをかき、背筋をぴんと伸ばして、頭はややうつむき加減。この瞑想では、手のひらを膝の上に静かにおき、正面の床の一点をじっと見る。呼吸は自然に。

2. 下半身に精神を集中させる

目の前の床一点に焦点を合わせ、まずは下半身に精神を集中させます。しっかりと根を下ろすように自分が床にすわっていることを感じとりましょう。地中深くまで根を張った庭の桜の木を思い浮かべながら……。

3. 上半身を空に伸ばすイメージをする

地中に根がしっかりと張っていると感じられますか？　今度は上半身に集中しましょう。上半身は軽やかに空に伸びていきます。空に向かって伸びる小枝のようです。

こんなふうに1分間で、私たちはふたつの感覚を覚えます。下半身は安定して強くなり、上半身は軽やかになって楽しくなります。
私たちは庭の桜の木のようです。安定して光り輝いています。

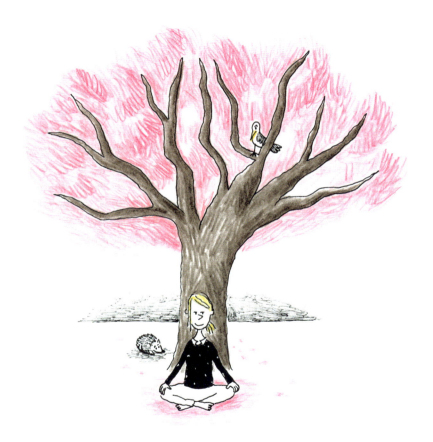

2
すわる瞑想

風には手がないが、風は木を揺らす。
― 禅の公案 ―

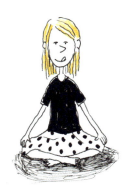

Le vent n'a pas de mains,
et pourtant il secoue les arbres.
Koan zen

風の瞑想
呼吸に集中する瞑想

呼吸によって体内のリズムを感じる

風が小枝を揺らすように、吸う息と吐く息によって生命は維持され、呼吸は身体だけでなく思考や感情も動かします。
吸う息と吐く息に集中することで、体内のリズムを発見しましょう。

いつやる?
起床時か、朝食後。あるいは、夕方の帰宅時、用事を済ます前に。あるいは就寝前。

どのくらいの時間?
5分:「庭の桜の木の瞑想」を1分 +
「風の瞑想」を4分。

週に何回やる?
やりたいだけ。でも、1日に1回のみ。

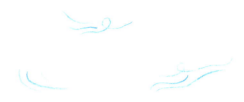

感情の乱れを自覚し、整えることができる

風の瞑想は、自分の身体の自然なリズムに気づかせてくれます。呼吸は生命の基本であり、上手に呼吸できることは、よい生き方をするために不可欠。……そして呼吸は感情を映し出す鏡でもあります。怖いとき、不安なときは、呼吸が速まり、リラックスしているときは、ゆっくりと息をしています。

呼吸に集中するトレーニングを積めば、自分の内面の状態がすぐにわかるようになります。たとえば走っているわけではないのに、呼吸が速くなるのは、感情が乱れているからです。次ページのエクササイズで学ぶ穏やかな呼吸法を実践すれば、感情は自然と鎮まります。

風の瞑想によって、自分の存在を自然に肯定することができるようになります。朝、この瞑想をおこなえば、一日中もっと楽に集中力を維持できるでしょう。

風の瞑想
エクササイズ

1.「庭の桜の木の瞑想」を1分間おこなう

床かクッションの上にすわって、まずは庭の桜の木の瞑想を1分間おこないましょう。あぐらをかいて、両手の手のひらを下向きに膝の上におき、木のように地中にしっかりと根を下ろして、背中は空に向かってまっすぐに伸ばします。

2. 目と口を閉じ、鼻から息をする

1分たったらそのままの姿勢で、今度は口を閉じて、鼻だけで息をします。エクササイズをしている間はずっと口は閉じたまま。ただし、鼻が詰まっている場合はもちろん別です。集中力を高めるために、エクササイズの間、目も閉じます。

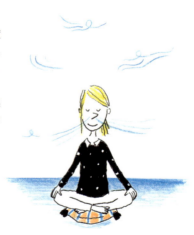

3. ゆっくりと鼻から息を吸う

体内に空気が戻ることを意識しながら、ゆっくりと息を吸いましょう。たとえば、空気が体内でどんなふうに広がるか、どんなふうに肺がふくらむか、胸郭がどんなふうに開くか、感じとることができます。

4. ゆっくりと鼻から息を吐く

それから、1〜2秒息を止めて、今度は、ゆっくりと息を吐きます。そのときも、体内のどこを息が通るのか、腹部がどんなふうにへこむのか、どんなふうに肺のなかが空になるのか、を感じとりましょう。

5. 3〜4を4分間続ける

体内に入る空気、とどまる空気、出ていく空気に順番に集中しながら、こんな具合に4分間、呼吸を続けます。そうしたら、目を開けてください。動かずに視線は少し落としたまま、何気なく一点を眺めます。
これでおしまい。立ち上がります。

太陽と月の瞑想
感覚に集中する瞑想

太陽と月の力を借りる

この瞑想では、おなじみのふたつの天体、太陽と月から力を借ります。太陽と月の光がもたらす熱と冷気の感覚を探るのです。

呼吸と同じく、光は私たち人間とすべての生き物の生命に大きな影響を及ぼします。植物は、生命を維持するために光が必要ですが、私たち人間も同じです。太陽と月を思い浮かべて、その光に集中し、太陽と月から生じる心地よく優しい感覚を再認識しましょう。

いつやる？
つねに朝。朝食後か通学・通勤直前が望ましい。

どのくらいの時間？
5分：「庭の桜の木の瞑想」を1分＋「太陽のイメージ」を2分＋「月のイメージ」を2分。これを半年続ける。
9分：半年続けたあと、ゆとりがあれば、9分に延長する。「庭の桜の木の瞑想」を1分＋「太陽のイメージ」を4分＋「月のイメージ」を4分。

週に何回やる？
やりたいだけ。でも、1日に1回のみ。

太陽と月のエネルギーで、安定した自分を手に入れる

太陽と月が、地球の存続に不可欠なのと同じように、私たちは太陽のダイナミックなエネルギーと月の穏和なエネルギーの両方を必要としています。
黄金色の太陽光を脳裏にイメージすれば、明るく元気な気持ちが自然にわいてきます。感覚が活発で外交的になることに気がつきます。銀色の月光を思い浮かべれば、涼しさと優しさを感じて、感覚が和らぎます。
この経験を繰り返すことで、そのときどきの必要に応じて、どんな具合に太陽と月のエネルギーの力を借りればよいかを学びます。

ちょっと気がめいって疲れを感じるときは、パワーと生きる喜びを取り戻すために太陽に集中します。逆に、興奮して感情が高ぶっているときは、落ち着いて穏やかになるように月に集中しましょう。

太陽と月の瞑想
エクササイズ

1.「庭の桜の木の瞑想」を1分間おこなう

床かクッションの上にすわって、まずは庭の桜の木の瞑想を1分間おこないましょう。あぐらをかいて、両手の手のひらを下向きに膝の上におき、木のように地中にしっかりと根を下ろして、背中は空に向かってまっすぐに伸ばします。想像力を働かせるので、よく集中できるように目を閉じましょう。

2. 正面に太陽があることを想像する（太陽のイメージ：2分）

両目を閉じたまま自然に呼吸し、正面に太陽があるかのように想像しましょう。空も雲もありません。太陽はさんさんと輝き、黄金色の光をおごそかに放ち、私たちを温めてくれます。
恵みの暖かさに身体が満たされ、エネルギーと力と喜びが再びみなぎります。じっとしたまま光を想像して、2分。
すると、太陽が消えます。

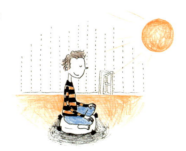

3. 目の前に満月があることを想像する（月のイメージ：2分）

今度は目の前に満月を思い浮かべます。空も雲もありません。優しい光で照らす銀色の月のおかげで、穏やかな気持ちになり、心が鎮まります。熱い日光を浴びたあとでは、すがすがしく心地よい気分です。2分、月の穏やかな光を浴びながら、静かにじっとしています。
それからゆっくりと月が消えて、数秒は脳裏に何も思い浮かびません。

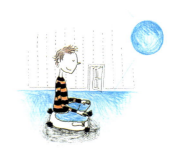

それから両目を開けて、立ち上がります。
これでおしまい！

太陽が先、月が後という順番を必ず守る

大切なのは、この瞑想の順番、すなわち太陽が先で月が後という順番を守ることです。ただし、1か月間、エクササイズを積めば、どちらを先におこなうか、選ぶことができます。たとえば、暑すぎると感じるときは、月から始めてもよいのです。悲しい気分のときには、太陽のイメージを先におこないます。

石の瞑想
物体に集中する瞑想

物体をじっと見て集中力を高める

この瞑想の基本原則は、物体をじっと見ることです。一点に集中し、焦点を絞ることで、集中力を高めることができます。集中できるようになると、眺めているものだけでなく、自分を取り巻くすべてのものに対して注意深くなれます。

いつやる?
いつでもOK。

どのくらいの時間?
5分:「庭の桜の木の瞑想」を1分+「石の瞑想」を4分。
9分:1か月間エクササイズを続けたあとは9分に延長する。「庭の桜の木の瞑想」を1分+「石の瞑想」を8分。

週に何回やる?
回数は好きなだけ。

雑念を払い、ひとつのことに集中できるようになる

忙しい毎日の生活ではなかなか集中しにくいものです。用事がいっぱい、見たいTV番組がいっぱい、さまざまな活動でいっぱい。じっとしているヒマなどありません。あるとしても、せいぜい5分ぐらいが関の山です。

しかし5分間、石の瞑想をすることで、まわりのものに注意を向ける力を強化できるようになります。最初は石に集中して、雑念を一掃するのが難しく感じるかもしれません。なぜなら、私たちの頭のなかには雑念があふれているからです。でも、このエクササイズを繰り返せば、石に集中することが徐々に簡単に思えてきて、心から楽しめるようになるでしょう！

たったひとつのものに集中すれば、心のなかをちょっと掃除して、混乱のもととなる雑念を払うことができるようになります。

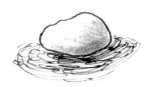

石の瞑想
実践方法

1. 石を用意する

この瞑想には、石が必要です。眺めていて楽しくて心地よい石、サイズは持ち運ぶのに大きすぎず小さすぎないものがよいでしょう。毎回、同じ石でもいいですし、選ぶのに時間をかけないのであれば、毎回、違う石を使ってもかまいません。
石を自分のそばにおきましょう。

2.「庭の桜の木の瞑想」を1分間おこなう

床かクッションの上にすわって、まずは庭の桜の木の瞑想を1分間おこないましょう。あぐらをかいて、両手の手のひらを下向きに膝の上におき、木のように地中にしっかりと根を下ろして、背中は空に向かってまっすぐに伸ばします。

3. 石に4分間集中する

1分たったら、石をとって、片腕ほどの間隔をあけて手前の床の上におきます。今度は、あぐらの真ん中のへこみの部分に手のひらを上に向けて両手をのせます。右手が上になるように重ねましょう。

石をじっと見つめて、考えを呼び寄せます。石はきれいだと思いますか？
いいですね。では、その考えを打ち消しましょう。
石が輝くためには磨かないといけないと思うでしょう？
いいですね。では、その考えを打ち消しましょう。
石の形が変ですか？　わかりました。また、その考えを消し去りましょう。
こんなふうに4分間、石に集中します。それから、視線をゆっくりと上げて、あぐらを解きます。さあ、腰を上げましょう。これでおしまい！

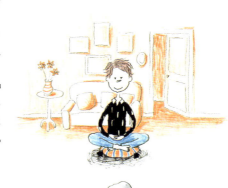

レモンピールの瞑想
感覚に集中する瞑想

味覚に焦点を当てて観察する

この瞑想は感覚の瞑想です。ここでは、五感のひとつ、味覚に焦点を当てます。記憶の助けを借りて、舌にのったレモンの鋭い感覚、酸味を感じることになります。味覚の冒険家のための瞑想です！

いつやる？
朝あるいは夕方の食事前。食欲が増します。

どのくらいの時間？
5分：「庭の桜の木の瞑想」を1分＋「レモンピールの瞑想」を4分。

週に何回やる？
回数は好きなだけ。

自由に感覚を呼び覚ますことができる

この瞑想によって、私たちは味覚がどのように機能するか自覚することができます。レモンがなくても、レモンの味を思い起こすことで、内なる感覚が（レモンという）物体にだけ結びついているわけではなく、（レモンをかじったという）経験の記憶にも結びついていることを理解します。

感覚は、記憶によって生まれます。すなわち、私たちの精神はすべての感覚を再構築できるということです。感覚を使って楽しみましょう！

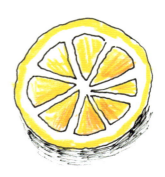

レモンピールの瞑想
エクササイズ

1.「庭の桜の木の瞑想」を1分間おこなう

床かクッションの上にすわって、まずは庭の桜の木の瞑想を1分間おこないましょう。あぐらをかいて、両手の手のひらを下向きに膝の上におき、木のように地中にしっかりと根を下ろして、背中は空に向かってまっすぐに伸ばします。

2. スライスしたレモンを かじるイメージをする

両目を閉じて、レモンピールの味を思い起こすために集中を心がけます。レモンが舌をぴりりと刺激し、のどに引っかかるような感じがして、ごくりと飲みこむと、ぶるると震えます。念を押すために、スライスしたレモンをかじるイメージを浮かべます。

でも、集中するのはレモンの味のみです。レモンの色や形は関係ありません。唾が出ましたか？ そうだったら、よい兆候です。うまくいっているということです。

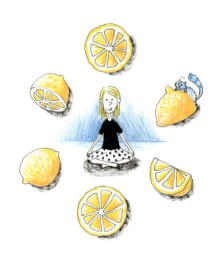

3. レモンの味に4分間集中する

4分間、レモンの味に集中したまま過ごします。レモンの味がしなくなったら、レモンのしずくを数滴、舌にたらすイメージをもう一度、思い浮かべます。
また、唾が出ましたか？ そうであれば、再び味の記憶に集中しているということです。
4分たったら、目を開けて、立ち上がります。
これでおしまい！

慣れたらレモン以外のフルーツでもOK！

この瞑想は「レモンピールの瞑想」と言います。でも、1週間エクササイズを続けたら、どんなフルーツを思い浮かべてもかまいません。また、味を混ぜてもいいでしょう。

column 1
瞑想に成功も失敗もない

瞑想について多くの話が伝統のなかで語り継がれています。滑稽な話もありますが、それでも、瞑想の実践法について真の教えを説いています。瞑想の師匠と弟子のやりとりが繰り広げられる禅の笑い話を3つご紹介します。

瞑想を学ぶ弟子が師匠に会いに来て、こう言った。
「どうも瞑想がうまくできません! ぼんやりしたり、足が痛くなったり、しょっちゅう居眠りしたり、ひどいもんです!」
「しばらくしたら、そんなことはなくなるよ」
師匠が弟子に言った。
1週間後、弟子が師匠にまた会いにやって来た。
「ずいぶん上手に瞑想ができるようになりました! はっきりと意識できて、穏やかで、それでいて溌溂とした感じがします。すごいです!」
「しばらくしたら、そんなことはなくなるよ」

この話からは、瞑想には成功も失敗もなく、瞑想そのものは目的を持たないということがわかります。瞑想は、そのつど、違っていて、心地よいときもあるし、不快なときもあります。大切なことは、エクササイズを実行することであり、成果を得ることではありません。

年老いた師匠と若い弟子がこんなやりとりをしていた。
若い弟子が師匠にこう尋ねた。
「師匠、教えてください。どのくらいの期間をかけたら、私は偉大な瞑想家になれるのでしょうか」
師匠はしばらく考えて、こう答えた。
「30年だな」
弟子はがっかりした様子で、こう答えた。
「えっ、そんな。もっと短期間でなれるのでは? 全力で取り組んで、昼も夜も瞑想のことばかり考えて研鑽すれば、ど

のくらいでなれますか？」
師匠は長いこと考えて、それからこう答えた。
「ならば、……50年じゃな」

そうです。瞑想は懸命にやったところで意味がありません。すべき努力はただひとつ、注意を払って、間違えないこと。でも、何より楽しくて、軽やかで、自然でなければなりません。集中できる状態になるまでの時間は重要ではありません。もう一度言いますが、大切なことは結果ではなく、トレーニングするという実践なのです。

最後に、瞑想の間沈黙できない僧侶の話をひとつ。

山間の人里離れた小さな寺で、4人の僧侶が座禅を組んでいた。日も暮れた頃、ろうそくに火を灯して、まったくの静寂のなかで瞑想をおこなおうと決めたのだった。
4人の僧侶は、あぐらを組んで、集中して瞑想をしていた。……すると、しばらくして、ろうそくの火が消え、部屋が真っ暗になった。
いちばん若い僧侶が小声で言った。
「ろうそくの火が消えてしまった」
2人目の僧侶が言った。
「しゃべるな！　座禅の最中だぞ！」
3人目の僧侶が口を開いた。
「なぜ声を出すんだ？　黙って、口を開いてはならぬのに！」
この瞑想のまとめ役である4人目の僧侶が、誇らしげにこう締めくくった。
「やれやれ、これで、しゃべらなかったのは、わたしだけというわけだな！」

3
動く瞑想

私が一灯を吹き消したら、
その灯りはどこに行くのだろうか？
― 禅の公案 ―

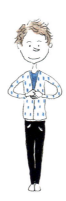

J'éteins la lumière,
où va-t-elle ?
Koan zen

綱渡りの瞑想
歩行に集中する瞑想

まっすぐな線の上をゆっくり歩く

歩くという行為は、私たちが自然にやっていることです。
綱渡りの瞑想は、とても単純。想像上のまっすぐな線の上を歩き、身体が動くたびに私たちのなかで起きていることに注目します。月面に最初の一歩を踏みだした宇宙飛行士のように、線の上をゆっくりと進んでいき、心身の仕組みをよく観察します。

いつやる？
いつでもOK。屋内が適当だが、風邪をひかなければ、屋外でもいい。

どのくらいの時間？
5分：「庭の桜の木の瞑想」を1分＋「綱渡りの瞑想」を4分。

週に何回やる？
好きなだけOK、でも1日1回まで。

思考や感情が体の動きと連動していることを感じる

この瞑想を通じて、歩くという動作をしながら、同時に集中を続けることを学びます。すると、私たちの思考と感情が、身体のすべての部位と同時に機能していることがわかります。

綱渡りのような歩き方をトレーニングすることで、身体の動き方、身体を動かしているものを少しずつ意識するようになります。身体が動く前に、動こうと考えます。それから、身体が動きます。
身体の動きが思考と感情に影響されていることに気がつくでしょう。たとえば、動きに集中できずにほかのことを考えれば、2歩進むうちに簡単にバランスを崩して、呼吸が速まります。
ここでとくに観察すべきなのは、呼吸、身体の動き、思考の動き、この3つが互いにどのように関わりあっているかです。

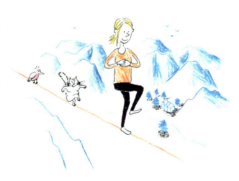

綱渡りの瞑想
エクササイズ

1. 立って「庭の桜の木の瞑想」を1分間おこなう
両足をそろえて立ち、両手は身体の側面に沿って下ろし、尻に手のひらをあてます。立ったまま、庭の桜の木の瞑想を1分間おこないましょう。両足が地面にしっかりと根を下ろしているのを感じとりましょう。

2. 両手を胸に押しあてる
両手を心臓の辺りに持ち上げて、左手の親指を右手で包みこむように握り、左手の残り4本の指で右手を包みます。それから、両手を胸にそっと押しあてます。

3. まっすぐな線をイメージして、その上を歩く
頭はややうつむき加減で、視線はつねに手前の地面に注ぎながら、歩き始めます。イメージしたまっすぐな線の上をゆっくりと歩いていきましょう。歩いている最中に、それぞれの動きを徹底的に意識することが重要です。

4. ゆっくりと一歩ずつ進む

まず右足を上げて、前に進ませ、かかとをゆっくりと地面につけます。かかとがついたら、しばらく止まります。ゆっくりと足の裏全体を地面につけます。と同時に、今度は左足をつま先立ちして、しばらく動きを止めます。

それからゆっくりと左足を地面から離して、かかとを地面につけます。このとき右足の裏全体は地面につけたままです。またしばらく動きを止めます。左足の裏全体を地面につけ、今度は右足をつま先立ちさせて、またしばらく動きを止めます。右足を地面から離し、かかとからゆっくりと地面につけます。

5. 3分間歩き続ける

このパターンを繰り返して、3分間続けます。どの動きも月面歩行をしているかのように、ゆっくりとおこなうことを忘れずに。

6. 両足をそろえて止まり、1分間呼吸に集中する

最後に両足をそろえてしっかりと地面につけます。始めたときのように、両腕を身体の側面に下ろし、1分間、ひたすら集中しながら、視線は正面の床に落とし、身体を動かさず、呼吸に集中します。

これでおしまいです。

時計の瞑想
自転に集中する瞑想

時計の針のようにぐるりと回転する

この瞑想では、時計の針のように回ります。身体を軸にして、90度ずつ回転して、向きを変えていくと、そのたびに違う角度から周囲を見ることで景色が異なって見えます。塔の上の見張り番が一目で景色を見渡すように、さまざまな視点を追っていくことで全体における空間を意識することができるのです。

いつやる？
平日は午後遅め、休日は朝食後。

どのくらいの時間？
6分：「庭の桜の木の瞑想」を1分＋
「時計の瞑想」を5分。

週に何回やる？
1週間に4回までなら、いくらでも。

周囲の変化に動じなくなる

この瞑想は、周囲の空間を意識させてくれます。位置を変えても、全体の空間はつねに同じ。同じように、見える角度が変わっても、注意の払い方、集中のしかたは変えません。安定した動きを保ちます。

身体は動かしますが、空間と注意力は同じ。このエクササイズを繰り返すことで、動いているときも安定感を保つ訓練を積むことができます。動きのなかでも安定していられれば、人生のあらゆる変化においても安定感を失わずにすみます。なぜなら、人生は変動の繰り返しなのですから！

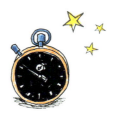

時計の瞑想
エクササイズ

1. 立って「庭の桜の木の瞑想」を1分間おこなう

両足をそろえて立ち、両手は身体の側面に沿って下ろし、尻に手のひらをあてます。立ったまま、庭の桜の木の瞑想を1分間おこないましょう。両足が地面にしっかりと根を下ろしているのを感じとりましょう。

2. 胸の位置で手を組む

両手を胸の位置に上げて、右手で左手の親指を包んで、左手の残りの指4本で右手をゆるく握ります。両手をそっと胸につけます。エクササイズの間ずっと、両手は胸につけたままです。

3. 正面を1分間見つめた後、右回りに90度回転する

顔を上げて、正面を見ます。視線をまっすぐ目の前に向けて、部屋全体あるいは今いる場所全体を意識します。視線は動かさず、1分間このまま静かにしています。
そして、右に90度回って向きを変えます。

4. 1分間見つめる、右へ90度回転し……を繰り返す

また1分間、同じ姿勢で正面をじっと見ます。再び右回りに90度身体を回転させます。つまり今は、始めたときと逆の方向を向いています。つねにじっと前を見て、1分間、今いる空間を強く意識します。
時計回りに90度回り、1分間、また正面をじっと見ます。最後にもう一度90度右に回って、元の向きに戻ります。

5. 元の向きで正面を1分間見つめる

最後に1分間、正面を見つめます。
これで時計の瞑想のエクササイズはおしまいです。
姿勢をくずして、リラックスしましょう。

フラミンゴの瞑想
バランスに集中する瞑想

一本足で立ってバランスをとる

フラミンゴが眠って身体を休めるときに一本足で立つように、バランス力を養いながら、どのように思考が身体に影響を及ぼすかを感じとります。簡単そうに見えますが、学ぶことがおおいにある瞑想です。

いつやる？
帰宅後の夕方や、たとえばおやつのあと。

どのくらいの時間？
5分：「庭の桜の木の瞑想」を1分＋左足立ちを
2分＋右足立ちを2分。

週に何回やる？
1週間に最大4回。

思考が身体に与える影響がわかる

この瞑想では、思考がいかに自らの動作に影響を与えるかが理解できます。もやもやイライラしていると、身体もうまくバランスをとっていることができません。つまり、すべてがつながり、連動しているのです。

ですから、体調をよくしようと思えば、心の調子をよくしなければなりません。たとえば穏やかで集中しているときは、体調もよいとわかるでしょう。逆に心が乱れていれば、簡単にバランスを失います。

このエクササイズを繰り返すことで、身体、思考、感覚、感情の関係が少しずつわかってきます。最初は難しく思えるかもしれませんが、しばらくすると、ひとりでにできるようになります！

フラミンゴの瞑想
エクササイズ

1. 立って「庭の桜の木の瞑想」を1分間おこなう

両足をそろえて立ち、両手は身体の側面に沿って下ろし、尻に手のひらをあてます。立ったまま、庭の桜の木の瞑想を1分間おこないましょう。両足が地面にしっかりと根を下ろしているのを感じとりましょう。

2. 胸の位置で手を組み、2分間左足で立つ

胸の位置で右手で左手の親指を握って両手を重ねます。顔を上げて正面を見つめて、右足を上げましょう(左足で片足立ち)。2分間、この姿勢を保ちます。最初は簡単ではありませんから、気をつけて！ バランスをくずしても大丈夫！ 最初からやり直せばいいだけですから。集中したままで視線をそらさず、自分がいる空間と体内で起こっていることを同時に意識することが何よりも大事です。

3. 右足で2分間立つ

2分たったら、右足を下ろして休ませます。今度は、左足を上げて、同じことを2分間繰り返します。

エクササイズを終えたら、左足を下ろして休ませましょう。再び両足がそろって床についたというわけです。全身の力を抜いてゆったりしましょう。これでおしまい。

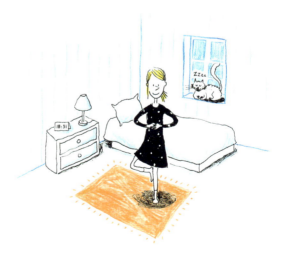

「オー」の瞑想
音に集中する瞑想

「オー」の響きを観察する

この瞑想では音に集中します。空間に響きわたる母音「オー」を使いましょう。「オー」と長く発声することで、声の衝撃と音が身体と心にどのような影響を及ぼすかを意識します。歌を歌えば、心がうきうきします。体内と周囲に音が響きわたるからです。

いつやる？
朝がおすすめ。
通学・通勤前や活動を始める前。

どのくらいの時間？
5分:「庭の桜の木の瞑想」を1分＋「『オー』の瞑想」を2分＋沈黙を2分。

週に何回やる？
やりたいだけ。

思考を解きほぐし、心穏やかになれる

この瞑想は、とりわけ思考を解きほぐし、最後に２分沈黙することで、穏やかで心静かになれます。
また、歌声すなわち音が、どれほど息と呼吸に左右されるかがわかります。「オー」という音に集中すると、音は体内のあちこちに響き、すべてを震わせています。ここでもまた、すべてがつながっていること、自身のなかのすべてが同時に機能していることを自覚できます。

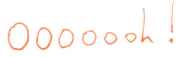

「オー」の瞑想
エクササイズ

1.「庭の桜の木の瞑想」を1分間おこなう

床かクッションの上にすわって、まずは庭の桜の木の瞑想を1分間おこないましょう。あぐらをかいて、両手の手のひらを下向きに膝の上におき、木のように地中にしっかりと根を下ろして、背中は空に向かってまっすぐに伸ばします。

2. なるべく長く「オー」と声を出す

この姿勢を保ったまま、何もしようとせずに静かにしばらく待ちます。まず、無理しない程度になるべく長く「オー」と声を出します。叫んではいけません。息が続かなくなったら、やめます。

3.「オー」の音と響きに2分間集中する

しばらくしたら、再び「オー」と声を出します。今度は音とその響きに集中します。音がどこを通るのか、音にどんな効果があるのか、感じとりましょう。2分間で「オー」という声を数回、発しましょう。

4. 発声をやめて何もせず2分間過ごす

発声をやめます。さらに2分間、何もせずに静かに過ごします。
これで、おしまい！　立ち上がりましょう。

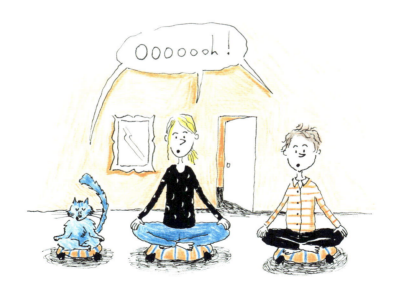

column 2
瞑想に教訓はない

瞑想のお話は、語ることそのものが目的であることがしばしばあります。瞑想の実践と同じく、とくに教訓はありません。

次のお話は、動く瞑想をテーマにしたものです。それというのも、瞑想とは、何をしようと、その瞬間ごとに、そこに存在することなのです。瞑想の話を読んでいるときも、同じことです。

ある日、瞑想を知る人物に、忙しいなかで瞑想するためにはどうしたらよいか、尋ねてみた。

その人物はこう答えた。
「私が起きるときに、私は起きます。
私が歩くときに、私は歩きます。
私がすわるときに、私はすわります。
私が食べるときに、私は食べます。
私が話すときに、私は話します」

人びとはこう尋ねた。

「私たちも同じことをしていますが、あなたはさらに何をしているのですか？」

その人物はしばし黙って、それからこう答えた。

「私が起きるときに、私は起きます。
私が歩くときに、私は歩きます。
私がすわるときに、私はすわります。
私が食べるときに、私は食べます。
私が話すときに、私は話します」

人びとはもう一度言いました。
「はい、私たちも同じことをしています」

「いいや」この人物が人びとにこう答えた。

「あなたがたがすわるとき、あなたがたはすでに起きています。
あなたがたが起きるときには、あなたがたはすでに走っています。
あなたがたが走っているときには、あなたがたはすわることを考えています。

あなたがたがすわっているときには、あなたがたは食べることを考えているのです……」

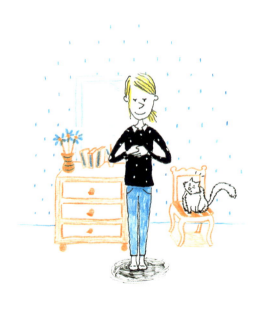

4
自然のサイクルの瞑想

人が花を眺めれば、花はほほえむ。
― 禅の公案 ―

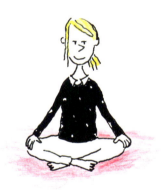

L'homme regarde la fleur,
la fleur sourit.
Koan zen

天候の瞑想
現在の天候に集中する瞑想

天候の力を借りる

この瞑想では、日々の生活に寄り添うもの、すなわち、天候を利用します。外界の天候が内面の状態にいかに影響を及ぼすか、観察することを学びます。窓を大きく開け、外を眺めて感じとる力の助けを借りるのです。次に、いったんすわって、今度は記憶力と想像力に頼ります。このようにして今この瞬間の陽ざし、雪、雨などの天候に寄り添うのです。

いつやる？
つねに朝。できれば朝食後で通学・通勤前。

どのくらいの時間？
5分：「庭の桜の木の瞑想」を1分＋
「天候の瞑想」を4分。

週に何回やる？
希望すれば毎日でもよいが、1日1回だけ。

今この瞬間に集中できる

天候の瞑想を通じて、私たちがしっかりと存在していれば、生きている一瞬一瞬が信じられないほど活気に満ちていることがわかります。

「今日は雨？　晴れたらよかったのに」。

このように、今ここで起こっている事実ではなく、つねに別のことばかりを望めば、人生に満足することはけっしてありません。この瞑想は、今この瞬間に集中すればすべてのことを楽しめることに気づかせてくれます。

このエクササイズを繰り返すことで、もっと自然な形で外界の天候とつながっていることも学びます。四季の移り変わりを意識し、雰囲気に敏感になります。身体だけでなく、感情も外界の天候とどのようにつながっているかがわかります。寒ければ震えますし、暑ければ汗をかきます。春が来ればうきうきしますし、稲妻が光れば不安になります。……言ってみれば、大地の上で生きていること、すべてがつながっていることに改めて気づくのです！

天候の瞑想
エクササイズ

1. 天候を確認する

このエクササイズは、室内でおこないます。まず窓際に行って、窓を数秒開けて、今朝の空気を吸いましょう。暑い？　寒い？　晴れている？　雪が降っている？　雨が降っているかも……。
どんな天気でも、しばらく両目を閉じて大気を吸い込みます。それから、窓を閉めてすわります。

2.「庭の桜の木の瞑想」を1分間おこなう

床かクッションの上にすわって、まずは庭の桜の木の瞑想を1分間おこないましょう。あぐらをかいて、両手の手のひらを下向きに膝の上におき、木のように地中にしっかりと根を下ろして、背中は空に向かってまっすぐに伸ばします。

3. 目を閉じて天候を思い出す

両目を閉じて、窓辺で感じとったばかりのことを思い出してください。
外は晴れていましたか？　穏やかな空気、顔をなでるような陽ざし、木々にとまる鳥の歌声をとらえてください。雪が降っていたら、こんなことを感じとりましょう。肌に心地よい冷たさ、外の静寂、しんしんと降る雪の音……。

4. 4分間今日の天候を再現する

想像力のおかげで気分が高揚します。ちょうちょうが花から花粉を集めたり、雪のなかを進み、望めば、雪がぎしぎし音をたてたりもします。
でも大切なことは、今日の天候の雰囲気を感じとることです。そうであってほしい天候ではありません。今日の天候に集中することが重要なのです。4分間、集中して窓辺で感じた外気を再現します。

5. 天候を再び確認する

再現し終わったら、両目を開けます。身体を動かさずに、しばらく下方の一点を漫然と眺めます。立ち上がって、今日の天候を見に窓際に行きます。

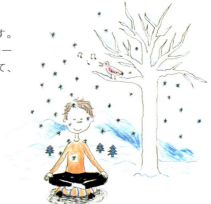

一日の終わりの瞑想
もう存在しないものに集中する瞑想

今日一日のことを思い出す
この瞑想では再び想像力の助けを借ります。しかし今回は記憶に頼ります。過ぎ去った今日の出来事をできるだけ思い出して瞑想します。こんなふうに瞑想しながら、記憶によって自らの行動や話し方、考え方、現在の生き方がどの程度まで左右されるのか、分析してみましょう。

いつやる？
つねに夜で、就寝前。

どのくらいの時間？
5分:「庭の桜の木の瞑想」を1分＋「一日の終わりの瞑想」を4分。

週に何回やる？
望むのであれば、毎日。ただし、夜に1回限り。

自分と向きあうことができれば、もう後悔しない

記憶に集中して瞑想すると、過去の幸せな出来事と不幸な出来事を思い返し、整理することができます。

自らの行動と言動をはっきりと意識します。後悔しているのは、どの行為だろう？ どの出来事が原因で、不幸だと感じたのだろう？ 逆に楽しく満足感に浸ったのは、どの出来事だろう？

過去を振り返って、自分が後悔しやすいおこないや出来事、自分や他人に対して本当に期待していることが整理できれば、今後の判断に活かすことができます。今この一瞬が過去の後悔にならないよう、目いっぱい楽しく過ごすことができます。

またこの瞑想は、過去はもう取り戻せないことも意識させてくれます。若くても年老いていても、過ぎ去った時間はただ自身の経験の一部になるのみ。とはいえ、これは人生における必要条件であり、恐れる必要はありません。まったく逆です。

もし時間が過ぎていくのが怖いなら、それは多くのことを後悔しているから。過去の後悔をただの経験だと認識できれば、もう後悔しなくなります。

少しずつ、内面を流れる自然な時間に耳を澄ませるようになります。分刻み、秒刻みの外の時間ではなく、自分にふさわしい時間に耳を澄ますのです。この時間と完全に調和すれば、自然に自分自身とも調和できるのです。

一日の終わりの瞑想
エクササイズ

1.「庭の桜の木の瞑想」を1分間おこなう

床かクッションの上にすわって、まずは庭の桜の木の瞑想を1分間おこないましょう。あぐらをかいて、両手の手のひらを下向きに膝の上におき、木のように地中にしっかりと根を下ろして、背中は空に向かってまっすぐに伸ばします。

2. 今日の午前中の出来事を思い出す

正面の一点につねに集中しながら、4分かけて、今日一日の出来事を思い出そうと心がけます。
まず、午前の出来事を思い出しましょう。どんなふうに目覚めたか？　朝食はどのようだったか？　それから何が起こったか？　通勤・通学途中では？　職場や学校、余暇では？　仕事や授業がない日なら、自宅ではどうだったか？　それから、昼休み、誰と食事したか、どんな会話をしたかを思い起こしましょう。

3. 今日の午後の出来事を思い出す

それから、午後のことを思い返しましょう。誰に声をかけたか、どんな仕事や遊びをしたか？

4. 今日の夜の出来事を思い出す

最後に、夜の出来事を思い出しましょう。帰宅、リラックスしたひととき、家族との夕食……。
4分たったら、正面の一点に集中することをやめ、ちょっとリラックスして、背伸びをしましょう。
立ち上がって、これでおしまい。

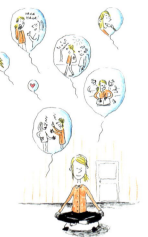

空に放たれる風船のように記憶を消していく

出来事を思い出すにつれて、記憶が通り過ぎ、色とりどりの風船が舞い上がっていくようにして、次の記憶にスペースを譲り……新たな記憶もまた飛び去っていきます。
スムーズに思い出せず立ち往生してしまったら？　あるいは逆に、ある出来事は思い出したくなかったら？　不愉快だった出来事の場合は？　今となっては後悔している行為や言動がありますか？　その場合は、記憶によって生じた感覚に集中して、感覚を消し去りましょう。
これを利用して、不満の原因が何かと問うことができます。自分の行動が悪かったのか、言動か、それとも、ほかの誰かのせいでしょうか。不満の原因を思い出したら、空に放たれる風船のように、記憶をただ消し去っていくのです。

宇宙の波紋の瞑想
空間の想像に集中する瞑想

銀河系まで想像の範囲を広げていく

水のなかに石を投げると、水面に波紋が広がっていくように、集中することによって、周囲に対する知覚が開放され、ますます多くのイメージを思い浮かべようとします。想像力のおかげで、私たちは遠くへ遠くへと向かい、ついには遥か銀河系までたどり着くことができます。

いつやる？
朝目覚めたとき、あるいは朝食後。

どのくらいの時間？
10分：「庭の桜の木の瞑想」を1分＋「宇宙の波紋の瞑想」を9分。

週に何回やる？
週3回。

世界のなかに存在する「自分」を見出せる

この瞑想は、世界における自らの居場所を意識するのに役に立ちます。ちょっと集中しようと心がければ、自分たちが世界の片隅で孤立していないことがわかります。かといって、私たちは宇宙の中心でもありません。私たちは現実のなかで成長していくわけですが、その現実がじつに広いこと、すべてがつながっていることを実感できるのです。

このエクササイズを繰り返すことによって、私たちは周囲のものすべて、すなわちオブジェのような存在、景色のような存在が重要であることを少しずつ意識するようになります。
私たちが同じ現実のなかで同時に存在し、それぞれのものが他者の人生にとって重要であることがわかります。星のない夜空はどのようなものか？　両親がいなければ、どうなるか？　自然がなくなっても人間は存在しうるか？　自らの居場所をおのずと見つけられれば、自分自身、そして他者を自然に肯定できるようになります！

宇宙の波紋の瞑想
エクササイズ

1.「庭の桜の木の瞑想」を1分間おこなう

床かクッションの上にすわって、まずは庭の桜の木の瞑想を1分間おこないましょう。あぐらをかいて、両手の手のひらを下向きに膝の上におき、木のように地中にしっかりと根を下ろして、背中は空に向かってまっすぐに伸ばします。

2. 家族、友人がいる空間を想像する

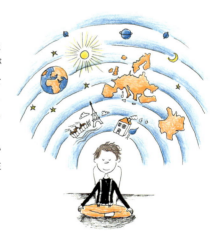

両目を閉じて、まず今いる部屋を想像しましょう。それから、水のなかに投げた石が水面に波紋を広げるように、集中力の輪を広げ、家族がいる自宅を思い浮かべましょう。もしペットを飼っているなら、それも忘れずに。

さらに想像の輪を広げ、周辺の地域を思い浮かべましょう。すべての住民、近所に住む友人がいれば、その友人のことも。

3. 地域、国、地球と想像の範囲を広げる

もうひとつ輪を描いて、地域を思い描きます。そこに見えるのは、住民、景色、動物、建築物、機械、車、電車、飛行機……。

それからもうひとつの輪を描いて、次に想像するのは国全体です。すべての都市、地方、住民、首相、さらにもうひとつの輪を描き、今度はアジア全体をイメージします。国々、湖、森、山、海岸、浜辺……。

今度は、次の輪で、地球を一周します。地球全体が見えます。住民、動物、景色、湖、川、海、太平洋や大西洋……。それから、私たちは太陽、月、太陽系の惑星とともにいます。もっと遠くへ足を伸ばしますか？ 残り時間は大丈夫？ では、次の輪で私たちは銀河系と出会います。宇宙は本当に偉大ですね！

4. 9分経ったら、元の部屋に戻る

銀河系の境界にたどり着いたら、静かに旋回して戻ります。さあ、部屋に到着です！ なんと9分間で、宇宙を一周したというわけですね。

目を開けて、しばらく下方の一点を見つめます。これでおしまい！

庭の桜の木の瞑想（ロングバージョン）
天と地に集中する瞑想

自然の中で自分を解放する

締めくくりとして、外だけでおこなう瞑想をご紹介します。自然のなか、家の庭、近隣の公園、家族で散歩する森……。今はもうなじみになった庭の桜の木の瞑想をベースにした瞑想です！
このエクササイズをもう少し発展させておこないます。

いつやる？
いつでもOK。
ただし、いつも家の外でおこないます。

どのくらいの時間？
8分間。

週に何回やる？
好きなだけOK。ただし1日1回まで。

自然な身体の状態に集中できる

庭の桜の木の瞑想はもうよく知っていますね！ どんな瞑想を始めるときでも、この瞑想は不可欠です。心穏やかになり、安定感と存在感を自然に得られます。ここでおこなうのは、この瞑想をさらに進化させたもので、その特徴を持ち合わせているだけではありません。私たちがたえず大地の上、大空の下にいるという、自然な身体の状態に集中できるようになります。

再び両足の下の大地と頭上の大空を意識することで、大地と空のバランスが重要であることがわかります。人生は究極のところ瞑想のようなものです。地中にしっかりと根を下ろした感覚が得られると、空に向かって無限に開かれていくのです。

庭の桜の木の瞑想（ロングバージョン）
エクササイズ

1. 晴れた日に屋外に出る

この瞑想はつねに屋外の自然のなかでおこないます。どちらかと言えば、天気のよい日や空の晴れわたった日がいいでしょう。草の上だったら、遠慮なく靴を脱いでください。裸足や靴下だけのほうが、心地よく大地の感触を得られます。日差しが強いときは、紫外線から目を守るためにサングラスをかけたり、まぶしくないように、太陽を背にしたりしてください。

裸足か靴下をはいて立ち、正面の地面の一点を見つめます。両手は胸の高さで組みましょう。

2. 下半身に意識を集中し4分間静止する

まずは下半身に集中しましょう。大地の上でどっしりと地に足をつけていることをしっかり感じとってください。両足の安定感に集中しましょう。このまま4分間動かずに、地中にしっかりと根を下ろしているという感覚に必ず細心の注意を払ってください。

3. 視線を空に向け、4分間静止する

とくに何も見つめることなく、視線を空に向けましょう。今度は、上半身に集中してください。上半身は軽やかで、空に伸びる桜の木の枝のように、高く上へと伸びていきます。このまま動かずに4分間過ごしてください。
上半身に集中している間、両足が大地にしっかりと根を下ろしていることを忘れずに。この状態で、雑念をやり過ごし、下半身の安定感と上半身の意欲的な開放感に集中します。
4分たったら、視線を落とし、リラックスしましょう。瞑想はおしまいです。散歩に出かけるのもいいですね！

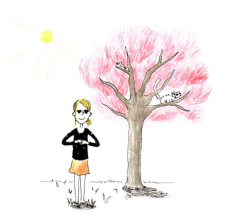

column 3
物事は「ただ存在する」

多くの瞑想は、私たちの「自然な状態」を見出し、再認識するために生み出されました。「自然な状態」とは、存在すること、ただそれだけです。

自らの状況、すなわち宇宙における自らの位置、地球上における位置をはっきりと意識しながら存在していることが大切なのです。なぜなら、私たちの人生と私たちを取り巻くものは、いやおうなく流れていくからです。

私たちは、両足を地につけ、丘の上の空に顔を向けて、きわめて自然に存在しているのです。

「自然な状態」についての伝統的なお話をふたつご紹介します。語れば長い話になるはずの概念をうまく言い表しています。

昔、中国に水の運び手がいました。天秤棒の両端に桶をぶら下げ、川まで数キロの道のりを一日数回往復します。

でも、川で満タンに入れたはずの水は、運び終わるころには半分になっています。桶に穴が開いていたのです。運び手の雇い主は、帰ってくるたびにそれを取りざたして、運び手を殴って、「能なし」「役立たず」とののしりました。かわいそうに、水の運び手はそうやってまた川に向かうのでした……。

ある日、穴の開いた桶がこの状況に我慢できず、雇い主に訴えました。どれもこれも自分のせいだと……。

運び手は、長いこと優しく桶を眺めて、こう言いました。「苦労しながら水を運んで、もう何年にもなるな。確かに生活は楽ではないが、何か気がつかなかったかい？ 帰り道を歩くたびに、おれが笑顔で幸せそうにして帰っていることを。どうしてか、わかるかい？ おまえを担いで歩く道すがら、緑の草と色とりどりの美しい花がいっぱい咲いている。これはどれもおまえのおかげだ。おまえに穴が開いていなかったら、花も咲かないし、人生はつまらないだろう。だから、新しい桶に変えることもないし、修理することもしない

つもりだ。今のままのおまえが、かけがえのない存在だからだよ」

7世紀の中国でのお話です。むかし、あるところに、男がひとり小高い丘にたたずんでいました。
旅をしている3兄弟が近くを通ったとき、その男が目に入りました。こんな丘でいったい何をしているんだろうか？
長男が言いました。「かわいがっているペットが迷子になったので、こんなふうに探しているんだろう」
次男が言います。「いや、友達を探しているにちがいない」
三男が言いました。「まったくちがう。静かに新鮮な空気を吸って、楽しんでいるんだ」
3人は意見が分かれたまま、男に会いに行こうと丘を登っていきました。
男がいる丘の上に着くと、長男が尋ねました。
「ちょっとすみません。こんな丘の上でひとりたたずんでいるのは、かわいがっているペットが迷子になったので、探しているからですか？」
男がこう答えました。「いいえ、ペットは迷子になってはいませんよ」
次男が尋ねました。「友達がいなくなったからですか？」
男が答えました。「いいえ、いなくなってはいません」
三男が尋ねました。「この丘で新鮮な空気を吸っているんじゃありませんか？」
「いいえ」
3兄弟がそろって声を上げました。「じゃあ、どの質問も違うのであれば、どうしてそこにいるんですか？」
男は言いました。「ただ、ここにいるだけなんです」

まとめ＆付録

問題に解決法がある場合、心配しなくてよいが、
問題に解決策がない場合、心配しても何も変わりはしない
― ブッダ ―

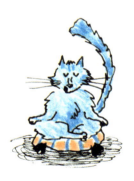

Si le problème a une solution, il ne sert à rien
de s'inquiéter, mais s'il n'y a pas de solution,
s'inquiéter ne changera rien.
Bouddha

瞑想をただ楽しむ

ここまで、13種類の瞑想をご紹介してきました。続けられそうなものはあったでしょうか？
習慣になれば、いつでもどこでも瞑想ができます。エクササイズはそれぞれ特徴があるので、その日に合った瞑想を選んでください。
瞑想は単なる癒しではなく、自分の内面やまわりの世界を楽しく探検するゲームのようなものです。つねに好奇心と探求心をもって、新しい感じ方や見方を見出す喜びを感じてください。

本書を通じて、瞑想は難しいもの、複雑なものではないということがわかってもらえると嬉しいです。エクササイズに書いてあることさえ実行してもらえれば、短時間で、気軽に生活に取り入れることができます。
最初は少しおっくうかもしれません。でも、続けるうちに、だんだん楽しくなっていくのが自分でもわかるでしょう。

瞑想によって私たちは豊かになり、毎日がもっと穏やかでやわらかいものになり、よりよく生きられます。ただし、瞑想は万能ではありませんし、すべての問題を払いのける魔法の杖ではありません。
瞑想によってわかるのは、私たちはただ存在しているのであり、遠くに追いやるべきものなど何もないということです。

ブッダは、「人びとを助け、世の中をよりよくしたければ、まずは自らを助けよ」と言っています。瞑想から学ぶとくに大切なことは、「他人のためではなく、自分のためにできることをすべて見つけること」「恐れずに幸せのなかで生きること」です。
数世紀も前から、大人も子どもも瞑想の恩恵にあずかってきました。瞑想の効用はじつにさまざま！　集中力、注意力、あらゆることと周囲の人びとに対する好意的な姿勢、明敏な精神、鎮静、安らぎなど……。これらの効用が1日たった5分ほどのエクササイズで得られるのですから、なかなか素晴らしいものです。

　ある日、ブッダが群衆に教えを与えようとしたときのことです。そばに咲いていた一輪の花を摘みました。ブッダは花を長い間、眺めていました。ひと言も発しません。集まった群衆のなかで、ひとりがニコニコし始めました。愛弟子のひとりのマハカシヤパです。この日、ブッダの教えが理解できたのはただひとり、この弟子だけでした。

エクササイズをただ楽しんでください。
瞑想は単純であることを忘れないで。私たちが瞑想をしているとき、私たちはただ瞑想しているのです。

質問と回答

Q. 瞑想しているとき、自分のなかで何が起こっているのですか？

A. 瞑想の最中には、じつに多くのことが起こっています。多くの感覚が得られます。イメージ、音、光、記憶。気分のいいときもあるし、混乱することもあります。一般的に、瞑想を重ねれば重ねるほど、穏やかになり、注意力と集中力が高まります。でも、日によっては、動揺して心が乱れるときもあるし、多くの動作、思考、感覚、感情を経験する日もあります。それはいたってふつうのことです。瞑想は自然に繰り返すことでしか効果を表しません。瞑想で起こる変化はどんなことでも不安がる必要はありません。自然な成り行きなのです。少しずつ慣れていきます。慣れれば、もう心配するようなことはなくなります！

Q. あぐらを組んでいる間に、足がしびれてしまったら？　動きたくなったら？

A. よくあることです！　心配いりません。ちょっと足を動かしてみて。両腕・両足を伸ばしてみて、足のしびれがおさまったら、またあぐらを組んでください。

Q. 集中できないときは？

A. 大切なのは強制しないこと。今日、集中できないようであれば、無理やり瞑想する必要はありません。すぐに瞑想を中断して、明日またやり直しましょう。

Q. 瞑想の途中で居眠りしてしまったら？

A. 問題ありません！ 瞑想でリラックスすると、睡眠時と同じくゆったりした状態にあると身体が勝手に解釈して、つい居眠りしてしまうことがあります。食後も同じことが起こります。消化に多くのエネルギーが必要で、集中するためのエネルギーがもう残されていないからです。瞑想中に眠るということは、身体と頭が休息しているということですから、大丈夫です。

Q. 病気のときに瞑想はできますか？

A. できるのであれば、やってもかまいません。でも、かなり体調が悪いときには、瞑想はしないほうがよいでしょう。ほかのことに比べて、瞑想は疲れるからです。

瞑想一覧表（時間帯別）

	〈午前〉	〈午後〉	〈夜〉
庭の桜の木の瞑想	●	●	●
風の瞑想	●		
太陽と月の瞑想	●		
石の瞑想	●	●	●
レモンピールの瞑想	●		●
綱渡りの瞑想	●	●	●

	〈午前〉	〈午後〉	〈夜〉
時計の瞑想	立	立	
フラミンゴの瞑想		立	立
「オー」の瞑想	座		
天候の瞑想	座		
一日の終わりの瞑想			座
宇宙の波紋の瞑想	座		
庭の桜の木の瞑想 （ロングバージョン）	立	立	

ディスカヴァーの**実用書**

8万部突破！今こそ食事を見直してみませんか？

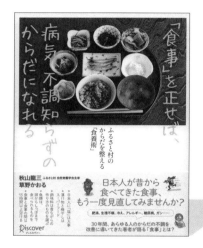

「食事」を正せば、
病気、不調知らずのからだになれる
秋山龍三・草野かおる

今日からカンタンにできる！ 自分と家族のからだが劇的に変わる「食事」の始め方。いま食べているもの、もう一度見直してみませんか？ 肥満、不眠、アレルギー、糖尿病、ガンなど、さまざまな病気、不調に悩む人を、「食」で健康に導いてきた著者による、初の著書。

定価 1500円（税別）

＊お近くの書店にない場合は小社サイト（http://www.d21.co.jp）やオンライン書店（アマゾン、楽天ブックス、ブックサービス、honto、セブンネットショッピングほか）にてお求めください。お電話でもご注文いただけます。電話：03-3237-8321（代）

ディスカヴァーの実用書

ヨガ、ストレッチ、ツボ押しで、不調にさよなら！

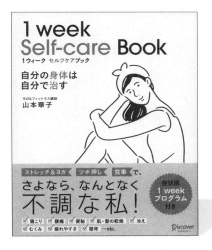

1ウィークセルフケアブック
自分の身体は自分で治す
山本華子

病院に行くほどではないけれど、なんとなく調子が悪い。肩や首のこり、慢性的な腰痛、冷えやすい、むくみやすい、疲れやすい、寝付きが悪い……。ちょっとした不調はヨガ＆ストレッチ、ツボ押し、食事メニューで治せます。症状別1weekプログラム付き。

定価 1400円（税別）

＊お近くの書店にない場合は小社サイト（http://www.d21.co.jp）やオンライン書店（アマゾン、楽天ブックス、ブックサービス、honto、セブンネットショッピングほか）にてお求めください。お電話でもご注文いただけます。電話：03-3237-8321（代）

14歳からの瞑想「超」入門
風と太陽と月のエネルギーを体いっぱいに感じる13の瞑想法

2018年12月30日　第1刷

Author	ジョアンヌ・ベルナール
	ロラン・デュペイラ
Translator	山口羊子
Illustrator	アリス・ジル
Book Designer	漆原悠一　梅崎彩世（tento）
Publication	株式会社ディスカヴァー・トゥエンティワン
	〒102-0093　東京都千代田区平河町
	2-16-1 平河町森タワー11F
	TEL　03-3237-8321（代表）
	FAX　03-3237-8323
	http://www.d21.co.jp
Publisher	干場弓子
Editor	大竹朝子

Marketing Group
Staff　小田孝文　井筒浩　千葉潤子　飯田智樹
　　　佐藤昌幸　谷口奈緒美　古矢薫　蛯原昇
　　　安永智洋　鍋田匠伴　榊原僚　佐竹祐哉
　　　廣内悠理　梅本翔太　田中姫菜　橋本莉奈
　　　川島理　庄司知世　谷中卓　小木曽礼丈
　　　越野志絵良　佐々木玲奈　高橋雛乃

Productive Group
Staff　藤田浩芳　千葉正幸　原典宏　林秀樹
　　　三谷祐一　大山聡子　堀部直人　林拓馬
　　　塔下太朗　松石悠　木下智尋　渡辺基志

Digital Group
Staff　清水達也　松原史与志　中澤泰宏
　　　西川なつか　伊東佑真　牧野類　倉田華
　　　伊藤光太郎　高良彰子　佐藤淳基

Global & Public Relations Group
Staff　郭迪　田中亜紀　杉田彰子
　　　奥田千晶　連苑如　施華琴

Operations & Accounting Group
Staff　山中麻吏　小関勝則　小田木もも
　　　池田望　福永友紀

Assistant
Staff　俵敬子　町田加奈子　丸山香織
　　　井澤徳子　藤井多穂子　藤井かおり
　　　葛目美枝子　伊藤香　鈴木洋子
　　　石橋佐知子　伊藤由美　畑野衣見
　　　井上竜之介　斎藤悠人　宮崎陽子
　　　並木楓　三角真穂

Proofreader　文字工房燦光
Printing　シナノ印刷株式会社

●定価はカバーに表示してあります。本書の無断転載・複写は、著作権法上での例外を除き禁じられています。インターネット、モバイル等の電子メディアにおける無断転載ならびに第三者によるスキャンやデジタル化もこれに準じます。

●乱丁・落丁本はお取り替えいたしますので、小社「不良品交換係」まで着払いにてお送りください。本書へのご意見ご感想は下記からご送信いただけます。
http://www.d21.co.jp/contact/personal

ISBN978-4-7993-2404-2
©Laurent Dupeyrat, Johanne Bernard, 2018, Printed in Japan.